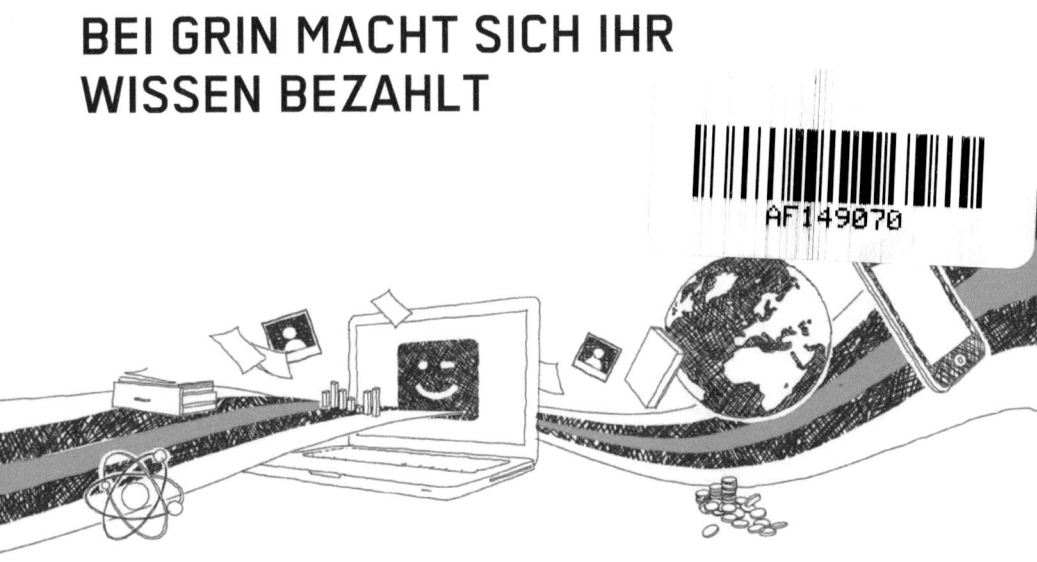

Bernt-Dieter Huismans

Nullquantum, Zahlensymbolik und Struktur

GRIN Verlag

Bibliografische Information der Deutschen Nationalbibliothek:

Die Deutsche Bibliothek verzeichnet diese Publikation in der Deutschen National-
bibliografie; detaillierte bibliografische Daten sind im Internet über http://dnb.d-
nb.de/ abrufbar.

Impressum:

Copyright © 2007 GRIN Verlag GmbH
Druck und Bindung: Books on Demand GmbH, Norderstedt Germany
ISBN: 978-3-638-87371-0

Dieses Buch bei GRIN:

http://www.grin.com/de/e-book/80450/nullquantum-zahlensymbolik-und-struktur

GRIN - Your knowledge has value

Der GRIN Verlag publiziert seit 1998 wissenschaftliche Arbeiten von Studenten, Hochschullehrern und anderen Akademikern als eBook und gedrucktes Buch. Die Verlagswebsite www.grin.com ist die ideale Plattform zur Veröffentlichung von Hausarbeiten, Abschlussarbeiten, wissenschaftlichen Aufsätzen, Dissertationen und Fachbüchern.

Besuchen Sie uns im Internet:

http://www.grin.com/

http://www.facebook.com/grincom

http://www.twitter.com/grin_com

Nullquantum, Zahlensymbolik und Struktur

Wissenschaftlicher Aufsatz

von

Dr. med. Bernt-Dieter Huismans

Internist, Umweltmedizin

Ausgabe: 21.08.2007

Abstract

Das Phänomen Zahl kann von vielen verschiedenen Standpunkten aus betrachtet werden , von der Mathematik , Physik , Chemie , Biologie , von der Sprachlogik , der Musiktheorie , der Zahlensymbolik , der Kunst und der Architektur , der Philosophie , der Psychologie und der Psychiatrie etc. . Das Gebiet ist so umfangreich, dass dem Einzelnen das Rüstzeug für ausführlichere Darlegungen in der Regel fehlen dürfte. Er kann es auch gar nicht definitiv besitzen , das dürfte seit dem fundamentalen Beweis K. Gödels klar sein , dass die Arithmetik für immer unvollständig bleiben muss und damit der Phantasie unseres Bewusstseins immer geöffnet bleiben wird . In der vorliegenden Arbeit können deshalb auch nur ein paar Gedanken zu diesem Thema zusammentragen werden. Die unterstrichenen Worte sind internetverlinkt *. Die folgende Zusammenstellung ergänzt die Ausführungen über Lebendigkeit, Selbstorganisation und Morphogenese, die im 5.Hauptsatzes der Thermodynamik [33] zusammengefasst wurden.

Inhaltsverzeichnis

Abbildungsverzeichnis

Abkürzungsverzeichnis

bzgl.	bezüglich
bzw.	Beziehungsweise
d.h.	das heißt
et.al.	et altera
ggf.	Gegebenenfalls
Hrsg.	Herausgeber
i.d.R.	in der Regel
o.g.	oben genannte(n)
o.J.	ohne Jahresangabe
S.	Seite(n)
Sog.	Sogenannte(n)
u. a.	unter anderem
u.U.	unter Umständen
z.B.	zum Beispiel

1 Einleitung

Wir zählen die Dinge um uns herum und informieren uns gegenseitig mit 10 Ziffern, den Ziffern von Null bis 9. Bei 10 beginnt diese Reihe neu. Nur diese zehn Ziffern haben jeweils einen speziellen Eigennamen.

0 , 1 , 2 , 3 , 4 , 5 , 6 , 7 , 8 , 9 , (10)

Im täglichen Gebrauch sind 3 Rechensysteme, das Dualsystem (für Computerprogramme, 2 er), das Sexagesimalsystem (für Winkelgrade und Uhrzeit, 60 er) und das Dezimalsystem (für Abstände, Entfernungen und Preisauszeichnungen, 10 er) .

Die Biologie des Lebens bevorzugt das Vierersystem (4 er) im Doppelpack mit der Zahl 8 in der Struktur der Gene und Chromosomen [35].

Dann erst kommt das Dezimalsystem (10 er) im Doppelpack mit der Zahl 20 in der 9 mal 2 plus 2 Struktur der Mikrotubuli des Zytoskeletts, der Flagellen und des Centriol - Kinetosoms [17,41,42,43] .

Fundamente des Lebens sind zudem der Eigenwert des Kreises mit der Zahl Pi und die Magic Numbers [76] der Kernphysik mit den bevorzugten Zahlen 2,8,20,28,50,82,126…

Die dominante Zahlenfolge ist die Fibonacci - Serie * mit dem goldenen Schnitt (M. Ohm 1822) in der Zahl Phi.

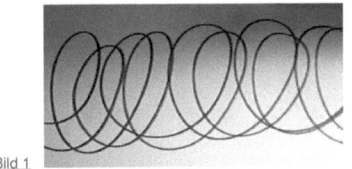 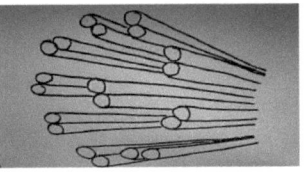

Bild 1   Bild 2

Abbildung 1: Die Helix in der Fibonacci – Folge   Abbildung 2: Die 9 mal 2 plus 2 Struktur von Sinnesorganen (die Beobachterstruktur)

Die Helix in der Fibonacci - Folge steht für Dynamik und Bewegung.

Die 9 x 2 + 2 Struktur ist Grundlage von Kalkulation und Bewusstsein.

Differenziertere Ausführungen finden sich bei S.R. Hameroff [74,73], R. Penrose [75] und B.D. Huismans [33].

Das klingt alles zunächst sehr verwirrend, soll im Folgenden aber etwas erläutert werden.

Die Fibonacci - Serie ist eine mathematische Folge von positiven ganzen Zahlen. Für die beiden ersten Zahlen werden die Werte null und eins vorgegeben. Jede weitere Zahl ist die Summe ihrer beiden Vorgänger. Daraus ergibt sich die Folge zu 0, 1, 1, 2, 3, 5, 8, 13, 21, 34, 55, 89, 144, 233, 377, 610, 987... Die Nachbarschaftsverhältnisse der Doppelstränge der Mikrotubuli und der Chromosomenfäden in den Gewebezellen folgen in spiraliger Anordnung der Fibonacci Serie.

Die 9 mal 2 (oder 3) plus 2 -Struktur haben alle Mikrotubuli und deren Verwandte. Sie bestehen aus 9 Doppelsträngen, die dimerisch seriell wie die Nummern auf einer alten Telefondrehscheibe angeordnet sind, zumeist mit einem Doppelstrang in ihrer Mitte (Abbildung 2).Die dimere Anordnung in Fibonacci - Folge und die 9 x 2 plus 2 - Struktur bei Abständen im 2 - 25 Nanometer - Bereich haben alle Spermienschwänze, die Flimmerhaare des Bronchialepithels und der Eileiterauskleidungen, die Zilien des Gleichgewichtsorgans und der Hörzellen, die Stäbchen und Zapfen der Sehrinde des Auges und die Dendriten der Nervenzellen, die Geißeln der Einzeller und der Protoktisten sowie die den Zentriol - Kinetosomen (Henneguy-Lenhossek-Theorie) entspringenden Mikrotubes des Zytoskeletts der zellkernhaltigen Zellen und die Bewegungsfilamente (Flagellen, Undulipodien) der frei lebenden Bakterien und die Endoflagellen der Spirochäten (z.B. Borrelien). Diese Bewegungs- Rechen- und Transportsysteme (Nanotubes) sind abgewandelte Saug- oder Injektionskanülen (G. Cornelis , H. Wolf-Watz 1994), Nanospritzen, "Injektisome" vom Typ III Injektionssystem. Typ III (Saug- oder) Injektionssysteme sind Sinnesogane.

Als Magische Zahlen , Magic Numbers [76] bezeichnet man in der Kernphysik die Neutronen- und Protonenzahlen von Atomen mit besonders hoher Stabilität, 2, 8, 20, 28, 50, 82, 126...

2 Das Quantum der Information, die Null und die 1

Null bedeutet Nichts [20,36] . Die Null ist aber die erste Ziffer zugleich. Die Null hat ein Doppelgesicht. Sie ist potentiell ein Nichts und

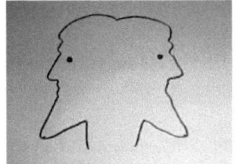

Bild 3

Abbildung 3: Die Janus - köpfigkeit des Lebens

Janus war der römische Gott des Anfangs und des Endes, des Januars als dem nullten Monat, doppelköpfig und doppelgesichtig mit Bart.

aktuell eine Zahl , ein Zwitter. Sie bedeutet Nichts, weist aber den anderen Zahlen ihre Position zu [36] .

Wenn Null nicht nur Nichts ist, sondern zugleich auch etwas bewirkt, dann fragt sich,

"Wie nahe an Null ist Null?" (J. Prescott) [36]

Anleihen zur Lösung dieser Frage ließen sich holen, vielleicht bei Pythagoras, oder bei Ohm, Boltzmann, Einstein, Planck, Huygens, De Broglie, Cramer [10].

Für Wirkung und Entropie steht in diesem Sinne:

h / A bzw. k / S = Null = das Nullquantum oder das Quantum der Information, das Quantum der Verschränkung.

h = Quantum der Wirkung, A = Wirkung (M. Planck 1900)
k = Quantum der Entropie, S = Entropie (L. Boltzmann 1872, R. de Broglie 1924)

Immer bleibt etwas übrig entsprechend dem 3.Hauptsatz der Thermodynamik.

Quantum der Wirkung = 6,62 mal 10 hoch minus 34 J/s [52]. Quantum der Entropie = 1,34 mal 10 hoch minus 16 erg/grad, Wärmequantum, die absolute Gaskonstante bezogen auf wirkliche Moleküle, Boltzmannsche Konstante [52].

Für kleine Werte von A oder S ist die erste Potenz ausschlaggebend. Große Werte stehen erfahrungsgemäß im Quadrat.

Pythagoras 500 v.Chr. [59] "Alles ist Zahl und Geometrie"
G.S. Ohm 1843 [38] "Gesetz der Akustik", dessen Richtigkeit H.v. Helmholz 1885
bewiesen hat; Klangfarbe durch Oberschwingungen, die einen Grundton überlagern,
Resonanz, "Stimmigkeit" und "Molecularphysik", 1815
L. Boltzmann 1872 [3] und Max Planck 1900 [52] Quantisierung von Entropie und
Energie "Alles ist Identität, Quantum und Wirkung"
A. Einstein 1905, 1916 Relativitätstheorie "Alle Wirkung ist schwer und träge. Energie
ist immer Attraktor und Masse zugleich und die Lichtgeschwindigkeit ist jedenfalls
unter Alltagsverhältnissen begrenzt".
C. Huygens, 1680 Wellenoptik "Jeder Punkt ist Ausgang von einer Kugelwelle" R. de
Broglie 1924 * Wellennatur der Materie und Welle - Teilchen - Dualismus.

In ihrer Eigenschaft ein Nichts zu sein und als Ziffer zugleich in Kreisen (Zyklen)
immer noch Eins hinzu gewinnen zu können, ist die Null ein Attraktor. Rotierende
Körper ziehen einander an (A. Einstein).

Mit den arabischen Zahlen, die sich seit etwa 1600 n.Chr. durchsetzten, ermöglichte
die periodische Null nun auch die Darstellung von Unendlichkeit = immer noch eins.

Die Ziffer Null ist der Ursprung der Ziffer 1. Ohne Null gibt es keine 1 und ohne 1
keine Null. Wirkung, Kraft, Energie und Zahl waren seit je her Eins. (ind.: kha, sum.:
ka, ägypt.: Ka, arab.: Ka´ba). Ohne Zahl keine Wirkung und ohne Wirkung keine
Zahl . Die 1 erscheint als orphische Null.

Dies führt zu der unmöglichen Gleichung: $0 = 1$ [36] und zu der mathematischen
Regel: a hoch Null = 1 und Null hoch Null = 1 oder auch Null oder keins oder alles
[36,60].

Die Null, das Nichts ist offensichtlich informativ. Das Nichts ist wirksam. Die Null ist
kreativ. Die Null erscheint als das eigentliche "negentropische" (L. Brilloun) bzw.
das syntropische Prinzip (L. Fantappié) [33].

Die Null, das Nichts hat für den Beobachter Struktur, weil der Beobachter bereits
Struktur ist [25].

3 Zur Symbolik der Zahlen von 2 bis 10

3.1 Die Ziffer 2

Die 2 ist die einzige existierende gerade Primzahl und es ist die einzige Zahl, die bei Addition und Multiplikation mit sich selbst das gleiche Ergebnis zeitigt, 2 + 2 = 4 und $2^2 = 4$.

Im Dualsystem der Computerprogramme rechnen wir mit zwei Ziffern, mit   Null und 1.

Die 2 symbolisiert die Symmetrie [2], das Gegenüber, die Begrenzung, den Widerspruch, das Nein, die Spaltung, die Distanz, und wenn sie gestört ist durch ein Drittes (z.B. einen Beobachter), was sie grundsätzlich ist [45,48,49,55,69], symbolisiert sie den Dialog, die Spiegelung, die Reflexion und die individuelle Wirklichkeit, das Wiederholen, das Folgen und das Begleiten.

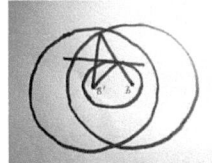

Bild 4

Abbildung 4: Die dialogische Struktur der Natur am Bild einer Ellipse

In jeder Ellipse lauern zwei Kreise [23].

Die Ziffer 2 ist die Voraussetzung für die individuelle Wirklichkeit.

Wirklichkeit ist dialogisch, eine Relation, die nur zwischen mindestens zwei Objekten geschieht, wenn diese durch ein Drittes Objekt beobachtet werden (Beobachter, Messeinrichtung, Bezugssystem).

Wirklichkeit ist die immer wiederkehrende Wahrnehmung von Gegensätzen (Relationsstruktur).

Wirklichkeit lebt in Unterschieden, in polaren Verhältnissen, "zweifelnd" (Relativsystem).

Die Magic Numbers der Atomphysik [76] (2, 8, 20, 28, 50, 82, 126) beginnen mit der Zahl 2.

In diesem Konzert von Beobachtern sind Grenzen dort, wo andere Dimensionen, z.B. 2^3..., wo Freiheitsgrade, wo Möglichkeiten verdämmern, verschwinden oder gebrochen werden.

Die Zahl 2 ist der Diskriminator, die 2 ist die Dimensionenbrecherin. Die 2 ist die Voraussetzung für die Wahrnehmung von Zeit.

3.1.1 Die Ziffer 3

Die 3 ist die erste ungerade Zahl und die erste ungerade Primzahl. 0 +1 +2 = 3 .

Die 3 ist die erste richtige Zahl [2,9,12,30] , ab der Zahl 3 wird gezählt und ab 3 läuft die Zeit ; Achtung , fertig , los !

Ab der Zahl 3 (tres, trans, lat.: trare = hindurchdringen) ist die Geometrie für den Beobachter ungerade, krumm, gebrochen, asymmetrisch, fraktal (B.B. Mandelbrot [40]).

Beginnend mit der Zahl 3 lässt sich die Natur in krummen Zahlen und krummen Zahlen - Verhältnissen, in Brüchen und Kreisen beschreiben.

Kreise, Körper in Rotation (mit Drehimpuls) beschreiben krumme Bahnen.

Der Eigenwert (ind.: Zeigestock) eines Kreises, d.h. die Umrechnung von Kreis in Quadrat, von krumm in gerade ist die Zahl Pi (mit 3,1415926536.., beinahe3).

1 : 2 x 3,1415926536... = 1,5707963.

Höhe zu Umfang bei der Cheopspyramide entspricht 1 : 2 x Pi = 1,5707963.   1 : 2 x Pi ist das Gegenteil zum Kreis und zum Kreislauf von Zeit. "Die Angst der Welt, das ist die Zeit. Der Zeiten Angst, das sind die Pyramiden" (Arabisches Sprichwort). Sind die Pyramiden ein Beweisstück für das vorindogermanisch - vorpythagoräische Bewusstsein?

2 : 3 ist das Verhältnis der Quinte (mit 0,66.. beinahe 1 ?) .

Die pythagoräische Stimmung von Musikinstrumenten erfolgt in reinen Quinten.

3 : 2 ist das beinahe der Zahl Phi (mit 1,618.. beinahe 2 ?) des sog. goldenen Schnitts , der J. Keppler 1619 für die Bewegung der Planeten um die Sonne zu dem 3. Kepplerschen Gesetz und I. Newton zu der Entwicklung des Gravitationsgesetzes anregte . Kepplers Mentor war Pythagoras. Keppler berief sich in einem seiner Briefe ausdrücklich auf ihn (C. Riedweg [59]).

Im Bild der Quantenchromodynamik - der Quantentheorie der starken Wechselwirkung - findet sich der goldene Schnitt ebenfalls; Elektronen und Quarks haben eine "Ladung", sie koppeln an Photonen mit den Werten -1, -1/3, und + 2/3.

Die Zahl 3 mischt die Symmetrie auf. Sie ist eine aufständische, eine revolutionäre Zahl, ein Symbol für den Kreislauf und von Zeit.

Die Zahlen Phi (goldener Schnitt) und Pi (Eigenwert des Kreises) stehen in einer engen Beziehung zu einander. Die Quadratwurzel aus Phi mal Pi ist 3,99617.., beinahe eine 4.

3.1.1.1 Die Ziffer 4

Die 4 ist die verdoppelte Symmetrie der 2. Die Addition der 2 ergibt - wie gesagt - das gleiche wie deren Multiplikation, $4 = 2 + 2$ und $4 = 2^2$.

Die 4 ist die erste Nicht - Primzahl, Quadratzahl und die erste Potenzzahl (2^2).

Durch vier lässt sich jede Quadratzahl ohne Rest oder mit dem Rest 1 teilen.

Nach Pythagoras seien die Reihe der ersten 4 Zahlen " die Quelle und Wurzel der immer strömenden Natur " [17,59]. Pythagoras und Platon ordneten das Tetraeder (vier gleichseitige Dreiecke, Vierflächner) dem Feuer zu.

In der chemischen Struktur des Wassermoleküls finden wir das Tetraeder mit seinen 4 Ecken, 6 Kanten und 4 gleichseitigen Dreiecksflächen wieder.

Das Wasser - Molekül ist wiederum nur beinahe symmetrisch, denn der Winkel, den die beiden OH - Bindungen einschließen (104,45°) weicht vom idealen Tetraederwinkel (~ 109,47°) ab. Gedehntes Wasser erst bildet mehr Wasserstoffbrücken aus und das Wassers wird dadurch fester, zähflüssig oder plastisch wie Eis oder kohärent wie in den Kapillaren und Zellstrukturen von Lebewesen.

Pythagoras und Platon ordneten erst das Ikosaeder (zwanzig gleichseitige Dreiecke, Zwanzigflächner - Fulleren [5]) dem Wasser zu.

Die Erbanlage (das Genom [35]) eines Lebewesens wird in Paaren von 4 Zeichen abgebildet. Es sind die 4 chemischen Strukturen Adenin - Thymin, Guanin - Cytosin mit der Zahl 8 in der Sekundär- und Tertiärstruktur und in der Struktur einer Rechtsschrauben - Helix mit einer Ganghöhe von 34 Nanometern, deren Nachbarschaftsverhältnisse der Fibonacci - Serie folgt mit einer Repititionsperiode von 10 , d.h. nach 10 Stufen ist die Helix einmal herumgelaufen. Diese Struktur ist der Code für den Aufbau von 20 Aminosäuren.

Die dritte Zahl der Magic Numbers [76] ist 20 (2, 8, 20, 28, 50, 82, 126).

Die 4 findet sich oft in den Abbildern des Lebens, bei der Zahl der Elemente, den Himmelsrichtungen, den Jahreszeiten, den alchemistischen Stufen, den Aggregatzuständen, den Prinzipien der Geometrie, den Temperamenten, den Dimensionen, den physikalischen Grundprinzipien, den Naturkonstanten, den elektrophysikalischen Spins, bei Stadien von Krankheiten. Die 4 bezeichnet das Feld, das Kastell, das Heerlager, den Stadtplan, die Ganzheit eines Reiches.

Vier Punkte erzeugen in der euklidschen Geometrie den ersten dreidimensionalen Körper.

Die 4 ist steht für die Wahrnehmung von Raum [17] .

3.1.1.2 Die Ziffer 5

Die 5 steht in der Mitte zwischen der 1 und der 9: 1, 2, 3, 4, 5, 6, 7, 8, 9.

Die 5 ist auch die Mitte der ersten ungeraden Zahlen: 1, 3, 5, 7, 9.

5 ist die zentrierte 4 , die " quinta essentia " , die Quincunx. Die Ziffer 5 entspricht nach Pythagoras innerhalb der Tetraktys: 1 + 2 + 3 + 4 = 2 x 5 = 10 dem bewussten Sein.

Das Fünfeck, der vorindogermanische Pyramidenbau (Fünfflächner, griech.: Pyramide = Feuer in der Mitte), das Pentagramm (Fünfeck, Drudenfuß) und das Pentagondodekaeder (Zwölfflächner - Fulleren [5]) seien nach Pythagoras "die geometrischen Formen des Universums".

Das Pentagramm entsprach dem Weltganzen, dem Erlebnishaften, der individuellen Wirklichkeit, dem Beobachter, der Seele, dem Selbst.

Das Fünfeck, " das Pentagramma macht Dir Pein " klagt Luzifer in Goethes Faust (Zeile 1396). Wegen des Pentagramms kann Luzifer Fausts Studierstube nicht verlassen. Das Fünfeck hält Luzifer (lux / Licht, ferre / tragen = Träger des Lichts) im Bann.

Im Pentagramm wie im Pentagondodekaeder schneiden sich die Diagonalen im goldenen Schnitt.

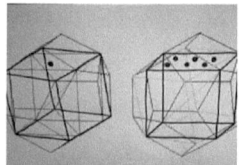

Bild 5

Abbildung 5: Im Pentagondodekaeder lauert ein Zwillings - Würfel. [8]

Es gibt fünf Möglichkeiten, einen Würfel in das Dodekaeder zu legen. Jeweils zwei Würfel haben eine gemeinsame Raumdiagonale und sind um diese gegeneinander um 60° gedreht.

Die 5 entspricht dem irdischen Sein, der Sinnlichkeit, den 5 Sinnen, dem Schicksal, wohl einem Würfelspiel [8].

3.1.1.3 Die Ziffer 6

6 = 1 + 2 + 3 und 6 = 2 x 3.

6 steht in der Mitte der geraden Zahlen bis zur Ziffer 10: 2, 4, 6, 8, 10.

Wir rechnen mit 6 Ziffern und der Null im Hexagesimalsystem. Die Stunde hat 60 Minuten und der Kreis 6 x 60 = 360 Grad.

Bis 1971 zählte man in Großbritannien noch die Pennies in Haufen von 12 zu einem Schilling.

Ein Würfel, (griech.: Hexaeder, lat.: Kubus) besitzt sechs gleiche Flächen .

Pythagoras und Platon ordneten das Hexaeder (Sechsflächner) der Erde zu.

6 klingt wie " sex " in Sexualität. Mit Hexis bezeichneten die Stoiker und die Römer die Bindekraft in der Natur. Daraus wurde in den Märchen und Sagen die Bezeichnung Hexe, die binden, einen Bann aussprechen, zaubern, hexen kann.

Im Hexagramm und in den 64 Hexagrammen im Buch der Wandlungen YiJing (I-Ching, I Ging) findet sich die Zahl 6 ebenfalls als Zeichen für die inneren Bilder des Erzählers (C.G. Jung [17]).

2 x Pi x r mit dem Radius r = 1 ergibt 6,283 (beinahe 6).

Die 6 entspricht im Mittelalter (L. Schreyer [63]) der Vermittlung zwischen Natur und Über - Natur. Diese Vermittlung war dem Menschen zugedacht.

Die Ziffer 6 entsprach der Vorstellung von Feuer und Wasser zugleich.

Im indogermanischen Kulturkreis entsprach die 6 dem Feuer des Eros und dem Zeichen des vergossenen Blutes.

3.1.1.4 Die Ziffer 7

$7 = 4 + 3$. Die 7 erscheint in die Reihe der Zahlen am wenigsten eingepasst.

Das Hexagesimalsystem ist ein Rechensystem mit 7 Zeichen. Die Woche hat 7 Tage. Der 7. Himmel ist das "Fenster nach der Ewigkeit hin in die Welt der zeitlosen Anordnungen, das Fenster in die Welt des Unbewussten" [17] .

Die van der Waalsche Kraft (Kapillarkraft) nimmt bei zunehmender Entfernung zwischen den Molekülen mit der Hochzahl 7, mit der 7. Potenz ab.

Beim Würfeln mit 2 Würfeln z.B. im Pentagondodekaeder ist das Gesamt - Ergebnis 7.

Die kleinste sinnvolle Anwendung für Quantencomputer sind 7 Qbits * .

Die 7 entspricht in der Frühzeit und im Mittelalter der Vorstellung von "Spiritus", Inspiration, Erleuchtung, Licht.

Im religiösen Umfeld entspricht die Zahl 7 dem heiligen Geist [63] .

3.1.1.5 Die Ziffer 8

Die 8 erscheint wie die Übertreibung der Symmetrie [2] .

Atome haben einen Hang dazu, die Elektronen ihrer äußeren Schale so lange Paare bilden zu lassen, bis die Zahl 8 erreicht ist.

Im Periodensystem der chemischen Elemente (in Siebenergruppen nach Mendelejew) wiederholen sich bestimmte Eigenschaften der Elemente in jeder achten Position, wenn man sie nach ihrem Atomgewicht anordnet (J. Newland`s "Oktavengesetz", 1866).

Es gibt genau 4 normierte durch jede Zahl außer Null teilbare Divisions - Algebren: die reellen Zahlen, die komplexen Zahlen, die Quaternionen, und schließlich die Oktonionen (W.R. Hamilton, 1843). "Wenn die zehndimensionale Stringtheorie wirklich mit der Realität korrespondiert, dann wäre unser Universum aus Oktonionen - Paaren aufgebaut" und "die Zahl 8 sei der Schlüssel zum Universum" (Ian Stewart) [77].

Kohlenstoffatome bilden unter hohem Druck untereinander dreiseitige Tetrapack - Pyramiden mit 4 Ecken, $4 \times 2 = 8$, Diamant. Selbstorganisierende Halbleiter - Quantenpunkt - Laser sind Kristalle in der geometrischen Anordnung von Tetrapack - Pyramiden.

In der mittelalterlichen Buchmalerei [63] ist die Zahl 8 die Zahl für die höchste erreichbare Vollkommenheit. Sie sei beinahe Kreis (Himmel, Gott) und beinahe Quadrat (Erde, Mensch).

Castel del Monte , Seitenlänge des Hauptachtecks 16,5 m [„Phi"], die der Türme 3,1 m [„Pi"], die Höhe der Wände 20,5 m , im Eingang zum Castell das Pentagon [„Mensch"], die Turmtreppen linksdrehend statt - wie sonst üblich - rechtsdrehend . Im Innenhof befand sich früher ein (" Lebens ") Brunnen. Castel del Monte, ein Beweisstück für nachpythagoräisches Bewusstsein [71]?

8 : 5 = 1,6 , das heißt die Oktave steht zur Quinte wiederum beinahe im Verhältnis des goldenen Schnitts .

Die zweite Zahl der „ Magic Numbers" der Atomphysik [76] ist die Zahl 8 (2, 8, 20, 28, 50, 82, 126).

Das Oktaeder (Achtflächner) ist eine an ihrer Basis gespiegelte Pyramide.

Das Oktaeder wurde zu Zeiten von Pythagoras, Platon und Empedokles der Luft zugeordnet.

Die 8 entspricht der Vollkommenheit, jedoch nur beinahe [63].

3.1.1.6 Die Ziffer 9

Wir rechnen mit 9 Ziffern und der Null im Dezimalsystem.

9 mal 2 plus 2 = 20, 9 Doppelstränge (Dimere) (seltener auch 9 mal 3) umhüllen in den Mikrotubes des Zytoskeletts der Zellen wie die Nummern auf einer alten Telefondrehscheibe einen Doppelstrang in deren Mitte, Muster des Lebens und der Lebendigkeit.

Die Zahl 20 ist die dritte Zahl, die 27 etwa die vierte Zahl unter den Magic Numbers der Atomphysik [76] (2, 8, 20, 28, 50, 82, 126).

Die Zahl 9 klingt ähnlich wie die Bezeichnung "neu". Hier fängt die Zahlenreihe wieder neu an.

3.1.1.7 Die 10

Die 10 ist der Enkel von Null und 1 (S.3, Zahlen wurden früher von rechts nach links gelesen).

10 = 1 + 2 + 3 + 4 . Die Beschreibung der 10 durch Pythagoras schließt unmittelbar an die 4 an.

Die Ziffer 10 wurde von Pythagoras als die Einheit des Konkreten und des Materiellen verstanden, als Akt der Information und als Zeichen des Subjekts.

Die 10 entspricht dem Durchgang der ersten 9 Zahlen durch die Null , durch das "ab ovo", durch den Ursprung, durch das "alles zugleich Vermischte", durch das Chaos, das Vakuum, durch das Ur, durch das Quantum der Information - wie auch immer.

Nach Pythagoras ist die 10 die Vollendung eines Entwicklungsprozesses. Sie stellt die Einheit wieder her, aber auf einem höheren Niveau. An dieser Bruchstelle in der Welt der Zahlen beginnt für das Zehnersystem mit Einschluss aller niedrigeren Zahlenfolgen die Bewegung in Zyklen. Das Zehner - Universum ist jetzt der Beobachter und es hat sein Schicksal [10,35,38,42,47,49,63], einen "Lebensfaden".

Der Lebensfaden, die Schraube der Doppelhelix der Chromosomen - DNA hat eine Repetitionsperiode von 10, d.h. nach 10 Stufen ist die Helix einmal herumgelaufen.

Die Fehlerrate bei der DNA - Verdoppelung liegt mit 10 hoch minus 9 extrem niedrig, d.h. bei einer Milliarde Paarungen kommt es zu nur einem falsch gepaarten Nukleotid [13].

2 mal 10 = 20 ist das bevorzugte Strukturmuster des Zentriol - Kinetosoms und der fadenförmig verdrillten Mikrotubuli des Zytoskeletts.

L. Margulis und mit D. Sagan bezeichnen die Zentriol - Kinetosom und Mikrotubuli - Strukturen des Zytoskeletts als " Spirochätenstruktur des Bewusstseins".

Sie kommentieren dies folgendermaßen: "Ist die wahre Sprache des Nervensystems etwa ein Überbleibsel der Spirochäten, eine Kombination aus autokatalysierender RNA und Tubulinproteinen, die symbiotisch im Netzwerk aus Hormonen, Neurohormonen, Zellen und ihren Abfällen, das wir menschlichen Körper nennen, integriert sind ?" [42,13]

Fadenförmig verdrillte Strukturen verbinden als Kollagen (lat.: gen = von, Koll = Klebstoff) die Zellen und Gewebe von mehrzelligen Lebewesen.

Das Symbol des Lebensfadens erscheint in den 3 (Geburtshelfer -) Parzen in der römischen Mythologie in der Gestalt der 3 Göttinnen, die das Schicksal der Menschen bestimmen , die erste (Nona genannt - die Neunte) flocht ihn, die zweite (Dezima genannt - die Zehnte) teilte ihn zu und die dritte (Parca genannt - Geburtshelferin) schnitt ihn ab.

In der indischen Kosmologie sind es die 3 Gunas; Sattwa, Rajas, Tamas, die als Elemente oder Qualitäten erscheinen, wörtlich übersetzt sind es "die Fäden".

In den Schöpfungsmythen finden wir das Schlangen- und Drachensymbol. Die Schöpfungsmythen beschreiben die Schlange [47,63] und den Drachen als Mittler zwischen dem "alles zugleich vermischten" und der Alltagswelt , als ein Symbol für eine Kraft vermittelnde Zwischenwelt, als "Seelentier" und in Hochkulturen als "Krafttier".

In den Mythen der Physik finden wir den String = Faden in der String - Theorie.

In den Mythen der Kulturen finden wir die Midgardschlange an der Wurzel des Weltenbaumes (nordisch), das Irisch - Britische Flechtbandornament der Buchmalerei des Mittelalters (als Schicksalsgewebe) mit Schlangenköpfen (z.B. The Book of Kells), die Schlange bei der Vertreibung aus dem Paradies (biblisch), der Kopf eines Drachens und der Leib einer Schlange aus dem Weltenei (China), Weltenschlange (Indien), die Regenbogenschlange der Aboriginies in Australien, der Uroborus - Schlangenring, bei dem die Schlange ihr Schwanzende im Maul hält (Bakterien haben kein lineares, sondern ein ringförmiges Genom, ein sog. Genophor), das Doppelschlangensymbol für Polarität und Dialog, die Iräus - Schlange der Pharaonen und der Indianer Nordamerikas, die Äskulap - Schlange, im Buddhismus die Schlange als Helferin auf dem Erkenntnisweg, als Hüterin und Vermittlerin von Weisheit.

4 Struktur, Phanes Sound Struktur

Struktur bedeutet Anordnung, Bau, Muster, Art der Zusammenfügung. Struktur beschreibt die beobachtete Ordnung und die Hierarchie von Einheiten [60] .

Die Worte Phanes und Sound sollen die Dynamik der Lebendigkeit, Selbstorganisation und Morphogenese veranschaulichen, wie sie im 5.Hauptsatzes der Thermodynamik [3,6,33,34,38,46,49,50,51,52] bereits zusammengefasst wurde.

> Phanes entstammt der griechischen Mythologie und heißt Leuchtende(r), Erscheinende(r), einem Zentralfeuer vergleichbar.
> Sound heißt gesund, widerstandsfähig, lebensfähig, kräftig, solide, gut, einwandfrei oder Klang.
> Ein Theorem ist ein Lehrsatz.

In der Chemie des täglichen Lebens finden wir die Zahlen und deren Symbolik wieder. Die Zahl 3 im Wassermolekül, $H2O$ (A. Scent-Giörgi) [12] oder die Zahl 6 im Benzolring $C6H6$ (Kekule´ 1865) oder die Zahlen 8 oder 5 oder 7 im Indolring z.B. im Thymin, $C8H7N$.

4.1 Die additive Folge von Ereignissen

Eine additive Folge von Zahlen oder Ereignissen bildet für den Beobachter eine Gerade. Additive Häufungen folgen einem vollkommen symmetrischen Verteilungsmuster. Sie folgen der Gaussschen Häufigkeitsverteilung.

4.1.1 Die multiplikative Folge von Ereignissen

Die multiplikative Folge von Zahlen ist demgegenüber nicht gerade. Ihre Linie ist krumm. Multiplikative Folgen und Verhältnisse sind Attraktoren [9,23,24] . Multiplikative Häufungen zeigen ein asymmetrisches Verteilungsmuster. Sie folgen einer logarithmischen Häufigkeitsverteilung.

Die Basis für das Leben ist das multiplikative Verhältnis, der beobachtete Dialog.

Ein dialogisches Verhalten unter vielen Beteiligten orientiert sich immer an dem wahrgenommenen Nachbarn. Man nennt diese Orientierung von Individuen Schwarmverhalten. Wenn sich jedes Individuum an seinem nächsten Individuum orientiert, führt der Schwarm letztlich in eine kreisförmige Bewegung und in geschlossene Kreise, z.B. in Formen wie die bei Planetensystemen oder in die Form einer kreisenden Kugel, in das Bild eines Teilchens mit Drehimpuls, eines Quantums, zu dem Bild eines Beobachters.

4.1.1.1 Die Sollbruchstelle zwischen Addition und Multiplikation

Die Bruchstelle zwischen nicht linear zu linear, zwischen Kreis und gerader Linie ist der aufgebogene Kreis, die Spirale, die Helix. [10,72,47,69] (G. Liu)

An der Sollbruchstelle von nicht linear zu linear beginnt mit dem beobachteten Dialog das Konzert des Lebens (Chromosomenfäden, Zytoskelett, Centriol-Kinetosom, Kollagen - Helices des Bindegewebes etc.), die Vielfalt (Komplexität) [18,19] in Fibonacci - Folge [12,72,31] mit Wirkung und Entropie, Energie (N. Tesla).

Alle Strukturen der Erlebnishaftigkeit sind infektiös. Sie werden vererbt und sind integriert (sequenzielle Symbionten - Theorie, L. Margulis [41,42,43,65]). Sie erscheinen als Zellorganell, Zentriol-Kinetosom (Lenhoussek 1898, L. Margulis), als Rechen- und Bewegungs- oder Energiespeicher- Organ in Zellen, als Zellmembran oder DNS [64] - Faden (mit Telomer - Abbrand) etc..

Manche dieser Strukturen sind als freilebendes Virus aktiv, als Bakterium [65] oder als Pilzfaden, alle mit der Option zum Evolutionssprung, der für uns Betroffene im Krankheitsfall leider als misslungen gelten muss (F. Hoyle [29]), im Glücksfall aber für Gesundheit steht.

Die Prinzipien dieser Strukturmuster werden nie neu erfunden, so als wären sie nicht von diesem Planeten (Lord Kelvin 1871, F. Hoyle, C. de Duve) [13,29] .

Eine lebhafte Diskussion über eine sich selbst organisierende Nanotechnologie ist bereits heftig im Gang (Self Assembly Nanotechnology).

Die selbstorganisierende Nanotechnologie [5,27] wird die Herausforderung dieses Jahrhunderts sein.

5 Information und Dauer

An der Sollbruchstelle zwischen krumm und gerade, zwischen Addition und Multiplikation erleben wir die Gesetze der Form [4] und die Dynamik von Signal und Information [1,6,29,33,34] .

5.1 Das Signal

Ein Signal ist eine Störung, die für den Beobachter keine strukturgebende, sondern eine distanzierende und/oder aktivierende Wirkung hat (C. Schannon 1948, Signaltheorie).

5.1.1 Die Information

Information ist eine Störung mit strukturgebender Wirkung [4,7,72,23,34,49,61,62,66] ("clinamen atomorum", "order from noise", H.v. Foerster, " turned on by danger", P. Matzinger) . Struktur ist kondensierte und erlebte Information z.B. in einem architektonischen Bauwerk. Kondensierte Information hat Masse. „Information ist das, was in Form hält und was Information erzeugt" (C.F.von Weizsäcker) [6,18,19] . Information ist als Wirkung [38,45] negative Entropie, Syntropie [53,54,55,67]. Information hat Qualität (Effektivität, Pragmatik).

5.1.1.1 Der Beobachter

Information betrifft immer einen Beobachter [25,26,52], Subjekte, Substanzen, ein Material, Materie [45], Quanten. Information ist gegenseitige Einflussnahme zwischen einzelnen Beobachterindividuen. Information ist quantisiert [39], hat Quantität (Technik, Syntaktik).

Beobachter müssen Störungen lesen können um sie als Information zu erkennen. "Information ist, was verstanden wird" (H. Lyre [39,56]). Information ist die Erinnerung an das bereits vorhandene Wissen. Der informierte Beobachter hat Kontext [57,58] ("an innate sense of danger", P. Matzinger), Identität (Bedeutung, Semantik).

Beide, Signal und Information bergen das Geheimnis der Dynamik [21,22].

Dynamik ist die Kraft der Veränderung (griech.: dynamiké = mächtig bzw. dynamis = Kraft) . Dynamik bezeichnet einen zeitlichen Ablauf, eine gewisse Geschwindigkeit einer Veränderung im Verhältnis zu einem Beobachter (Dauer, Zeit).

R. Cotes Kommentar von 1713 zu I. Newtons "Mathematische Prinzipien der Naturlehre" Herausgegeben von J. Ph. Wolfers, Wissenschaftliche Buchgesellschaft, Darmstadt, 1963.

"Dass jeder Körper in seinem Zustande der Ruhe oder der gleichförmigen geradlinigen Bewegung verharre, wofern er nicht durch einwirkende Körper gezwungen wird, jenen Zustand zu verändern, ist ein von allen Gelehrten angenommenes Naturgesetz.
Hieraus folgt aber, dass Körper, welche sich in Curven bewegen, also von den ihre Bahnen berührenden geraden Linien ständig abweichen, durch irgend eine fortwährend wirkende Kraft in ihrer krummlinigen Bewegung zurückgehalten werden.
Da die Planeten sich in krummen Bahnen bewegen, muss nothwendig irgendeine Kraft da sein, durch deren wiederholte Wirksamkeit sie unaufhörlich von ihren Tangenten abgelenkt werden".

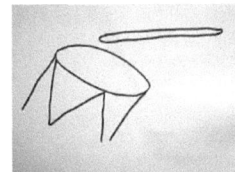

Bild 6

Abbildung 6: Trommel (die Beobachterstruktur) und Trommelstock (der Störer) als Sinnbild für Sein und Dauer.

Da es im Alltagserleben keine höhere Geschwindigkeit gibt als die Lichtgeschwindigkeit c^2, begrenzt letztlich der Faktor Lichtgeschwindigkeit die Lebenszeit von Lebewesen [11,32].

Die Lichtgeschwindigkeit ist die organisatorische Schließung des Alltagslebens [16,51,70,33].

Literaturverzeichnis

Monographien

1. Baggott J., Matrix oder wie wirklich ist die Wirklichkeit. rororo, 2007, ISBN 978 3 499 62169 7

3. Boltzmann L. , Entropie und Wahrscheinlichkeit. Ostwalds Klassiker der exakten Wissenschaften. Band 286, Verlag Harri Deutsch, 2000 ISBN 3-8171-3286-7

4. Brown G.S., Laws of Form. Gesetze der Form. Bohmeier Verlag, 1997, ISBN 3-89094-321-7

5. Bukminster Fuller R. , Bedienungsanleitung für das Raumschiff Erde und andere Schriften. Verlag der Kunst, 1998, ISBN 90-5705-015-3

6. Calvin W.C., Der Strom, der bergauf fließt, Eine Reise durch die Evolution. Carl Hanser Verlag, 1994, ISBN 3-446-17280-7

7. Carnot S., R. Mayer, R. Clausius, Betrachtungen über die bewegende Kraft des Feuers. Die Mechanik der Wärme. Über die bewegende Kraft der Wärme. Ostwalds Klassiker der exakten Wissenschaften, Reprint der Bände 37, 180, 99. Verlag Harry Deutsch 2003 ISBN 3-8171-3411-8

8. Chown M., Warum Gott doch würfelt, Über >> schizophrene Atome<< und andere Merkwürdigkeiten aus der Quantenwelt. dtv premium 3. Auflage, 2006, ISBN-13: 978-3-423-24484-8, ISBN-10: 3-423-24484-4

9. Close F., Luzifers Vermächtnis, Eine physikalische Schöpfungsgeschichte. C.H. Beck München, 2002, ISBN 3 406 486185

10. Cramer F., Symphonie des Lebendigen, Versuch einer allgemeinen Resonanztheorie. Insel Taschenbuch 2188, Erste Auflage 1998

11. Curtis H.J., Das Altern, Die biologischen Vorgänge. Gustav Fischer Verlag, Stuttgart, 1968

12. Dürr H.-P., F.-A. Popp, W. Schommers (Hrsg.), Elemente des Lebens, Naturwissenschaftliche Zugänge, philosophische Positionen. Die graue Edition, 2000, ISBN 3-906336-28-X

13. Duve C. de, Ursprung des Lebens, Präbiotische Evolution und die Entstehung der Zelle. Spektrum Akademischer Verlag, 1994, ISBN 3-86025-187-2

15. Feynman R.P., QED, Die seltsame Theorie des Lichts und der Materie. Piper, 1997, ISBN 3-492-21562-9

16. Foerster H. von, B. Pörksen, Wahrheit ist die Erfindung eines Lügners. Gespräche für Skeptiker. Carl-Auer-Systeme Verlag, 1989, ISBN 3-89670-096-0

17. Franz M.-L. von, Zahl und Zeit, Psychologische Überlegungen zu einer Annäherung von Tiefenpsychologie und Physik. Stuttgart, Klett-Cotta, 1990, ISBN 3-608-93155-4

18. Gell-Mann M., Das Quark und der Jaguar, vom Einfachen zum Komplexen. Die Suche nach einer neuen Erklärung der Welt, Piper 1998, ISBN 3-4922-96-X

20. Genz H., Die Entdeckung des Nichts, Leere und Fülle im Universum. rororo, 2002, ISBN 3 499 60729 8

21. Genz H., Wie die Naturgesetze Wirklichkeit schaffen, Über Physik und Realität. Carl Hanser Verlag München Wien, 2002, ISBN 3-446-20145-9

22. Genz H., Wie die Zeit in die Welt kam. Die Entstehung einer Illusion aus Ordnung und Chaos. rororo 2002, ISBN 3-499-60731-X

23. Goldstein D.L. u. J.R., Feynmans verschollene Vorlesung. Die Bewegung der Planeten um die Sonne. Piper München Zürich, 1998 ISBN 3-492-03922-7

24. Haken H., Erfolgsgeheimnisse der Natur, Synergetik: Die Lehre vom Zusammenwirken. DVA, 1981, ISBN 3-421-02724-2

25. Heisenberg W., Das Naturbild der heutigen Physik, Rowohlts deutsche Enzyklopädie. Hamburg, 1955

26. Hey T., P. Walters, Das Quanten-Universum. Die Welt der Wellen und Teilchen. Spektrum Akad. Verl., 1998, ISBN 3-8274-0315-4

27. Hingst W., Zeitbombe Gen Technik. Orac, 1988, ISBN 3-7015-0138-6

28. Holland W.C., R.L. Klein, A.H. Briggs, Molekulare Pharmakologie, Einführung in die Grundlagen. Georg Thieme Verlag Stuttgart,1967

29. Hoyle F. , Das intelligente Universum , Eine neue Sicht von Entstehung und Evolution, Umschau, 1984, ISBN 3-524-69052-1

32. Hufeland D.C.W., Die Kunst, das menschliche Leben zu verlängern. Faksimile des Originals von 1797, Verlag Walter Lichters Hamburg, Keine Jahresangabe

33. Huismans B.D., Lebendigkeit - Selbstorganisation - Morphogenese: 5. Hauptsatz der Thermodynamik, das Phanes Sound Theorem. Grin Verlag für akademische Texte, 2007, ISBN 978-3-638-62155-7

34. Jantsch E., Die Selbstorganisation des Universums. Vom Urknall zum menschlichen Geist. Hanser Verlag, 1992, ISBN 3-446-17037-5

35. Kalmus H., Genetik. Ein Grundriss. Georg Thieme Verlag, Stuttgart, 1966

36. Kaplan R., Die Geschichte der Null. Piper, 2003, ISBN 3-492-23918-8

37. Karlson P., Du und die Natur. Deutscher Verlag, Berlin, 1953

38. Kurylo F.K., Georg Simon Ohm, Bändiger der Kraft. Kölner Biographien (6) ,

Nachrichtenamt der Stadt Köln 1976

39. Lyre H., Die Quantentheorie der Information. Springer, Wien, Berlin, 1998. Mit einem Geleitwort von C.F. v. Weizsäcker. ISBN 3-211-83204-1

40. Mandelbrot B.B., Die fraktale Geometrie der Natur. Birkhäuser Verlag, 1991, ISBN 3-7643-2646-8

41. Margulis L., D. Sagan, Leben. Vom Ursprung zur Vielfalt. Spektrum, 1997, ISBN 3-8274-0100-3

42. Margulis L., D. Sagan, Microcosmos, Four Billion Years of Microbial Evolution. University of California Press, 1986, ISBN 0-520-21064-6

43. Margulis L., Die andere Evolution, Spektrum Akademischer Verlag,1999, ISBN 3-8274-0294-8

44. Maturana H.R., F.J. Varela, Der Baum der Erkenntnis. Die biologischen Wurzeln des menschlichen Erkennens. Goldmann Verlag, 1984, ISBN 3-442-11460-8

45. Maxwell J.C., Matter and Motion. Originalausgabe von 1876 mit Fußnoten und Kommentaren von J. Larmor. Prometheus Books, Great Minds Series, Amherst, New York, 2002, ISBN 1-57392-989-1

46. Muck O., Die Biologie des Stoffes. Johann Ambrosius Barth, Leipzig, 1947

47. Narby J., Die kosmische Schlange, Auf den Pfaden der Schamanen zu den Ursprüngen modernen Wissens. Klett-Cotta 2001, ISBN 3-608-93518-5

48. Newton I., Mathematische Prinzipien der Naturlehre mit Bemerkungen und Erläuterungen. Mit einer Vorrede von Roger Cotes zur 2. Ausgabe aus dem Jahre 1713. Wissenschaftliche Buchgesellschaft Darmstadt, 1963

49. Noyes H.P., W.A. Bonner, J.A. Tomlin, On the origin of biological chirality via natural beta-decay. Springer Netherlands, ISSN 0169-6149 (Print) 1573-0875 (Online)

50. Ostwald W., Gedanken zur Biosphäre. Verlag Harri Deutsch, Ostwalds Klassiker der exakten Wissenschaften, Band 257, 1996, ISBN 3-8171-3257-3

51. Penrose R., Das Große, das Kleine und der menschliche Geist. Spektrum, 1998, ISBN 3-8274-0289-1

52. Planck M., Wissenschaftliche Selbstbiographie. Johann Ambrosius Barth, Leipzig, 1948

53. Popp F.A., Biophotonen, Ein neuer Weg zur Lösung des Krebsproblems, Schriftenreihe Krebsgeschehen. Band 6, Verlag für Medizin Dr. Ewald Fischer, 1976, ISBN 3-921003-38-5

54. Popp F.A., Molekulare und biophysikalische Aspekte der Malignität. Verlag Grundlagen und Praxis Leer, 1984/1985 ISBN - 3-921 229-17-0

56. Popper K.R., Alles Leben ist Problemlösen. Piper Zürich, 2004, ISBN 3-492-24122-0

57. Preparata G., QED Coherence in Matter. World Scientific, Singapore, N.Yersey, London, 1995, ISBN 9810222491

58. Prigogine I., I. Stengers, Dialog mit der Natur, Piper, München, Zürich, 2. Auflage 1981, ISBN 3-492-02532-3

59. Riedweg C., Pythagoras, Leben, Lehre, Nachwirkung. C.H.Beck, München, 2002, ISBN 3-406-48714-9

60. Rombach H., Der Ursprung, Philosophie der Konkreativität von Mensch und Natur. Rombach Verlag, 1994, ISBN 3-7930-9111-2

62. Runge F.F.,R.E.Leisegang, B.P. Belousov, A.M. Zhabotinsky, Selbstorganisation chemischer Strukturen. Verlag Harri Deutsch, Ostwalds Klassiker der exakten Wissenschaften, Band 272, 1999, ISBN 3-8171-3405-3

63. Schreyer L., Die Botschaft der Buchmalerei. Friedrich Wittig Verlag, Hamburg, 1956

64. Schrödinger E., Was ist Leben ?, Piper, München, Zürich, 3.Auflage 1999, ISBN 3-492-21134-8

65. Sonea S., M. Panisset, A New Bacteriology. Jones and Bartlett Publishers, Inc, Boston, Mass.,Portola Valley, 1983 ISBN 0-86720-024-3 (cloth bound) 0-86720-025-1 (paperback)

68. Vernadsky V.I. The Biosphere. Copernicus Springer Verlag N.Y., 1998 ISBN 0-387-98268-X

30. Schneider E., Von der Null zur Unendlichkeit. Mathematische Plaudereien für Nichtmathematiker. Hesse Becker, 2. Auflage 1988, ISBN 3-8036-0420-6

Zeitschriftenartikel

2. Beutelspacher A., Bild der Wissenschaft, 2004 (4)

14. Eigen M., Molecular self-organization of Matter and the Evolution of Biological Macromolecules. Die Naturwissenschaften Springer-Verlag, NATWAY 1971, 58 (10) 465-523 Unveränderter Nachdruck 1973

72. Garay A.S., J.A. Ahlgren-Beckendorf, Molecular handedness and chiral strength determined by matter-wave circular dichronism. Phys. Rev. A, 1993 (48) 3008 – 3011

19. Gell-Mann M., Complexity. J. Wiley and Sons, 1995 (1) 1

55. Pöppe C., Die ordnende Kraft der Asymmetrie. Spektrum der Wissenschaft 1994 (11) 38

61. Ruderfer M. Are Solar Neutrinos Detected by Living Things? Phys.Lett.1975 (54A) 363-364

66. Tyron E.P., Is the Universe a Vacuum Fluctuation? Nature ,1973 (12) 396

69. Vester F., Asymmetrie. Bild der Wissenschaft, 1974 (12) 68-80

70. Walker E.H., The Nature of Consciousness. Mathematical Biosciences, 1970 (7) 131-178

71. Wink K. , A. Otte, Der Wissenschaftler Friedrich II. (der Staufer), Ärzteblatt Baden-Württemberg, 2007 (5)

77. Vaas R., Oktonionen und der verrückte Onkel. Bild der Wissenschaft 2005 (12) 46-49

76. Keller C., Atomkerne und magische Zahlen. Bild der Wissenschaft 1974 (1) 45-51

Internetquellen

31. OHNE VERFASSER: Inhalt Projekt Fibonacci Zahlen. Ohne Datum. URL: http://www.mathekiste.de/fibonacci/inhalt.htm zuletzt abgerufen am 22.08.2007

67. Vannini A. , Syntropy, n.3.2006 www.sintropia.it, ISSN 1825-7968. URL: http://www.sintropia.it/english/index2.htm zuletzt abgerufen am 22.08.2007

73. Hagen S., S.R. Hameroff, J.A. Tuszynski, Quantum Computation in Brain Microtubules? Decoherence and Biological Feasibility. 2000. URL: http://arxiv.org/PS_cache/quant-ph/pdf/0005/0005025v1.pdf zuletzt abgerufen am 22.08.2007

74. Hameroff, S., R. Penrose, Conscious Events as Orchestrated Space-Time Selections. Ohne Datum. URL: http://www.quantumconsciousness.org/penrose-hameroff/consciousevents.html zuletzt abgerufen am 22.08.2007

75. OHNE VERFASSER: Roger Penrose - Wikipedia, the free encyclopedia. Ohne Datum. URL: http://en.wikipedia.org/wiki/Roger_Penrose zuletzt abgerufen am 22.08.2007

Anhang

"Wir haben an den Gestaden des Unbekannten
eine rätselhafte Fußspur entdeckt.
Wir haben viel Mühe und Scharfsinn darauf verwandt,
ihren Ursprung zu erkunden.
Schließlich ist es uns gelungen,
das Wesen zu rekonstruieren, von dem sie stammt:
und siehe, es ist unsere eigene".

(A.S. Eddington) [37]